# Los secretos de belleza de la abuela

CLAUDIA MEZA

# AGRADECIMIENTOS

Les agradezco a las personas que han hecho posible este trabajo, en especial a Faviola Reeves, Patricia Swayne por sus buenas ideas,  a Alison Karina Trujillo por impulsarme a escribir y por creer en mí.  A mis queridos mama y papa por ayudarme a crecer. Por supuesto no olvido dar gracias a mi familia por toda su paciencia y más que nada gracias a mí querida abuela Yeya que desde el cielo seguro sonríe.

# CONTENTS

CLAUDIA MEZA

# INTRODUCCIÓN

Algunas veces no se te has preguntado ¿Cómo conservaban la belleza las abuelas? Antes no había cremas con químicos caros que prometen conservar la juventud, de esos que uno compra y luego desecha porque realmente no sirven, pero por supuesto que uno sigue comprando una y otra marca con la esperanza de que alguno sea útil. Muchos demuestran alguna mejoría pero realmente es muy superficial.

Una vez le pregunté a mi abuela como era posible que tuviera la piel tan suave siendo que no tenía veinte años. A lo que me dijo que todo se debía a los productos que la naturaleza nos da gratis. Aunque en estos tiempos todo se debe de comprar de cualquier manera todo lo natural es casi regalado. Ese día tuve que probar uno de sus consejos para el acné que era lo que más me preocupaba y ¡cual sería la sorpresa que si funciono! Desde ese día me  dedique a pedir más recetas de belleza de la abuela y hasta la fecha he reunido varias que les voy a compartir. Si vas  a probar algo de lo que aquí escribo, se consciente que no son medicamentos, así que no esperes cura para enfermedades. Y otro punto muy importante, si eres alérgica a alguna cosa por ejemplo nueces, no trates de usarlas aunque sean buenísimas para algunas cosas. Solo usa aquello que no te represente algún problema y verás que con poco dinero serás bella tanto por dentro y por fuera.

# CAPITULO 1 CABELLO

Pensé mucho cual debería de ser el primer capítulo, en primer lugar pensé la piel porque es muy visible y parte importante para un cambio de vida. Pero desgraciadamente la piel no la podemos modificar en un par de días. Luego creí que bajar de peso seria buen primer paso, pero nos enfrentamos con el mismo problema, no se puede hacer en un par de días. Y realmente soy de las personas que les gusta que las cosas sucedan al instante si tú eres como yo, empieza por el cabello, si no puedes saltar capítulos y luego volver aquí.

El cambio de cabello es rápido. Mi abuela decía que el cabello es el marco de la cara y si ese marco está mal, deslucirá el resto. Así que empecemos.

Lo primero que debes de hacer es evaluar tu cabello ¿es abundante o escaso? ¿Es sedoso o esta maltratado? Depende de lo que hayas descubierto es lo que debes de hacer y te doy las recomendaciones para cada caso, no olvides que es un libro de recetas naturales pero tenemos que empezar a quitar lo que no funciona.

Bien, como vamos a reinventarnos debes ir a una estética a un corte de cabello, ¿Por qué? Si vas a aplicarte cualquier producto primero debes asegurar de quitar lo que no pueda ser renovado además, si tienes el cabello sedoso te ayudará a que crezca más rápido, también pide que te hagan un cambio de look, si es necesario tinte que lo haga si es necesario solo despuntar o totalmente hacerte un corte pues hazlo. Si tienes el cabello maltratado, con mayor razón ve a la estética, un buen corte te ayudará a verte mejor. Confía un poco en la estilista, de cualquier manera lo que buscamos es quitar las partes más maltratadas y cambiar el estilo. Recuerda es lo más rápido para tu cambio.

Bien ya tienes el cabello diferente es momento de trabajar en él.

## Cabello muy quemado y maltratado en extremo

Te has quemado mucho el cabello con tenazas, tintes, secadora etc. No te preocupes ésta receta te va ayudar al instante, si tienes una fiesta hazlo un día antes y verás cómo te peinas de maravilla.

<u>Ingredientes</u>:

Mayonesa

-Miel

Toma un poco de mayonesa y coloca en un recipiente lo suficiente para aplicarlo a tu cabello, es decir, si tienes el cabello largo y abundante te debe cubrir muy bien, necesitaras menos si tienes el cabello corto, agrega un poco de miel, por favor que sea natural. Revuelve bien y aplícalo en tu cabello sobre todo en las puntas, si tienes el cabello graso no lo apliques en el cuero cabelludo sólo en las puntas. Puedes sujetarlo con lo que tengas ligas, pasadores, etc. Déjalo unos 30 minutos por mientras sigue leyendo o has algo que tengas pendiente en tu casa, no importa. Pasado los 30 minutos te lavas el cabello como de costumbre, pero muy bien lavado, veras que es un cambio al instante. Si tu cabello está muy maltratado puedes hacerlo cada quince días, ve cómo te está funcionando.

# Cabello escaso y delgado

¿Tienes poco cabello, o muy delgado o sientes que nunca te crece? Tienes suerte de que la naturaleza se preocupa por ti, te voy a decir cuales plantas son buenas para este problema, tú elige lo que más te guste o tengas más a la mano. También puedes combinar y usarlos al mismo tiempo.

## Romero

De toda la naturaleza el romero nos da muchos beneficios para el cabello. Úsalo con confianza no importa si tienes cabello graso o seco. Hay varias formas de utilizarlo, revisa cual es más práctico para ti.

Infusión de Romero: toma dos o tres puños de Romero y ponlos en una cacerola con agua, hierve como unos 10 o 15 minutos, deja enfriar, con esta infusión te puedes enjuagar el cabello después de bañarte, déjalo todo el día no huele mal, además te refrescará.

También esta infusión la puedes poner en un atomizador y mojar tu cabello, igualmente no te lo quites, puedes hacerlo diario.

En algún tiempo de hacerlo verás que tu cabello empieza a crecer más rápido, tendrás también cabello nuevo, si tienes canas se te oscurecerán un poco y si tenías caspa, también ira desapareciendo, realmente el romero es una bendición para el cabello.

Si no tienes una planta de romero cerca o no venden por tu casa puedes comprar aceite o esencia de romero en cualquier tienda naturista. Si lo que consigues es aceite, puedes usarlo como mascarilla junto con un poco de aceite de oliva, esto es muy recomendado para el cabello seco, aunque lo más probable es que lo debas de enjuagar. Si lo que pudiste comprar es esencia de romero, agrégalo al shampoo.

Nota: no es recomendable si tienes el cabello claro, porque el romero lo obscurecerá, al contrario, si quieres que tu cabello tenga un color obscuro brillante o tienes canas, esta es buena opción para ti.

## Jitomate

El jitomate además de ser delicioso nos ayuda en el cabello, porque lo nutre y elimina las células muertas del cuero cabelludo que impiden que te crezca sano.

Lo único que tienes que hacer es moler unos tres jitomates pequeños con un poco de agua, si te parece bien, puedes colar o puedes dejarlo todo. Lo pondrás en tu cabeza frotando un poco el cuero cabelludo, déjalo unos 15 minutos y luego báñate como de costumbre, el único problema es que tendrás que enjuagarte muy bien y después cepillar porque te podría quedar residuos, que no dañaran tu cabello pero no se verán muy bien.

Mascarilla de huevo

Ingredientes:

- Dos yemas de huevo
- Dos cucharadas de vinagre
- Dos cucharadas de aceite de almendras

En un recipiente agrega todo, muévelo bien durante cinco minutos hasta que esté todo integrado. Después moja un poco tu cabello y aplica la mezcla de huevo. Ve masajeando todo el cuello. Sería bueno que colocaras una gorra de plástico para cubrir el cabello, deja actuar una media hora y enjuaga con agua tibia. Sería bueno que lo hicieras una vez a la semana.

Aloe Vera o Sábila

Esta planta es de lo más benéfico que tenemos en la naturaleza, te ayuda en el cabello y en la piel. Puedes usarla de varias formas. Yo te recomiendo que compres una planta viva y la plantes en tu jardín, no te arrepentirás de tenerla. Bueno en primer lugar te va ayudar si tienes el cabello escaso, delgado o quebradizo.

Toma una hoja de esta planta y quita todo lo verde, solo deja el gel, este lo puedes moler y colar para colocarlo en tu shampoo o aplicarlo directamente en el cabello dando un masaje, lo dejas unos 20 minutos y lo enjuagas muy bien, ten cuidado de quitarlo todo, no querrás que te queden residuos. Veras que en poco tiempo tendrás un cabello abundante y brilloso. Pero debes repetir la mascarilla del cabello una vez a la semana como mínimo. Yo en lo personal preferí agregarlo en el shampoo.

## ¿Cómo mantener el cabello obscuro?

Ya sea que tengas el cabello obscuro natural o lo hayas pintado, es común que el sol y otros factores lo decoloren y así pierda el brillo, pero te doy algunas recetas. Ten presente que los productos que a continuacion te describo no son  tintes tal cual los conocemos, no esperes que si tienes el cabello rubio en una puesta se teñirá negro. Pero conforme los vas usando si percibiras tu cabello mas obscuro color que no se caerá con el agua. Usa el que mas te guste y sea mas facil de conseguir, tambien puedes usar mas de uno a la vez.

### Té negro

Compra el te comercial no importa en cual supermercado ni marca. Prepara el té como normalmente lo haces, solo que dejalo hervir un poco más de lo acostumbrado, ya que esté frio puedes usarlo en tu cabello como enjuague o bien puedes usar un atomisador para humedecer tu cabello con él despues del baño. Ten cuidado de no hacer esto con la ropa puesta porque se teñirá cualquier ropa que tengas.

### Salvia

Esta es una planta que se utiliza en la cocina en algunos países, es medicinal también. Se puede encontrar en el campo en casi toda

América y Asia, pero también en algunos supermercados o hierberas. Dicen por ahí que ayuda a desinflamar el vientre y lo mantiene plano, pero como este no es un libro de curación con plantas omito esas propiedades, aunque más adelante la volveremos a retomar cuando estemos en el capítulo de la piel.

Con esta planta puedes hacer un té común y corriente y la usaras igual que en el caso del té negro. En enjuague o con atomizador.

### Nogal

Este es un árbol enorme, sus frutos son las nueces que todos conocemos. Puedes comprar las hojas secas o frescas, todo servirá, ahora que si tienes cerca un árbol mejor.

Necesitas unos cuantos gramos a la vez, hiérvelas en agua por unos 15 o 20 minutos y ya sabes, moja tu cabello con este líquido.

### Órgano

Este cactus crece en el norte de México pero se puede comprar en muchos lugares. Debes poner unos cuantos trozos en una botella de agua, la dejas reposar 3 días y verás que el agua se ha pintado obscura, esto quiere decir que ya está listo para usar, puedes lavar tu cabello con esto

También puedes colocar los trozos directamente en el shampoo.

### Romero

Como ya había comentado anteriormente el romero tiñe el cabello de obscuro después de tiempo de uso. Así que has un té fuerte y aplícalo en tu cabellera.

## Cabello totalmente canoso

A muchas mujeres mayores no les gustan las canas pero a la vez están hartas de pintarlo pero considera que en estos días está muy de moda tener el cabello gris. ¿Entonces porque pintar las canas? Bueno la respuesta es que éstas se vuelven amarillentas y los Shampoo especializados (los que son azules) podrían teñir exageradamente el cabello viéndose horrible.

Lo curioso es que las muchachas se están decolorando el cabello al nivel de dejarlo casi blanco pero también entran en el problema de que es difícil que permanezca de color cenizo.

Cualquiera que sea tu situación te digo no pintes las canas, se ve genial el cabello gris, lo único que tienes que hacer es usar mínimo dos plantas de las que te mencioné para el cabello negro, te aconsejo que agregues en el shampoo, que hagas los tés para enjuague o con el atomizador antes de salir de bañar, en un tiempo tendrás el cabello gris cenizo más hermoso que te puedas imaginar, cuando tus amigas pregunten con envidia que tinte usas, te acordarás de mi.

# Cabello rubio al natural

Si lo tuyo no es el cabello obscuro o lo tienes rubio natural pero se te ha obscurecido un poco, tal vez te convenga seguir leyendo, existen métodos para aclarar tu cabello de forma natural sin maltratar, al contrario, tu cabello irá mejorando ya que estos productos además nutren y eliminan algunos problemas capilares como exceso de grasa o caspa. También estas recetas son ideales para las niñas que tienen su cabello rubio y quieres que permanezcan así.

Miel y vinagre

 Ingredientes:

-1 cucharada de canela molida

-1 cucharada de aceite de oliva extra virgen

-2 tazas de vinagre destilado

-1 taza de miel

Solamente mezcla todos los ingredientes y aplícalos en el cabello húmedo, puedes cepillarlo para asegurarte que todo el cabello es impregnado adecuadamente. O puedes aplicarlo de forma que te quede en mechas. Debes ponerte un gorro de plástico o si no tienes, sirve el plástico que usas en la cocina o una toalla. Pero algo si te digo, debes dejar la mascarilla toda la noche. Puedes hacer esto cada semana o dos veces si quieres que el resultado sea más rápido y con un poco de paciencia podrás ver los resultados.

## Manzanilla

 Esta planta es la mas conocida para aclarar el cabello, suele ser lento el resultado pero es seguro.

Puedes comprar la planta fresca o seca o bien compra te de manzanilla en el supermercado. Lo importante es que hagas un té y lo dejes reposar hasta que enfrié esto lo aplicas en el cabello como enjuague, lo puedes agregar en el shampoo o aplicar con atomizador o todo lo anterior, lo que me gusta de este método es que no tienes que preocuparte de enjuagar así que si te da pereza las mascarillas usa este método.

## ¡Cuidado con el limón para aclarar el cabello!

Si bien es cierto que el limón te aclara el cabello, debes usar el sol para que surta efecto, pero el problema es que si tienes la desgracia de que te caiga un poco de limón en alguna parte de tu piel, ésta se manchará de un color obscuro horrible (a mi me pasó). Esta mancha te durará semanas, sí se quita pero tendrás que sufrirla por demasiado tiempo. Yo no lo vuelvo hacer. Si vas a usar cualquier producto con limón, esto solo tendrá que ser en la noche, pero para el caso de aclarar el cabello, no funciona así.

Acondicionador de cabello Canela

Ingredientes:

-Canela en polvo

Esta receta me encantó la canela tiene un olor muy rico. Solo tienes que agregar un poco de canela a un chorro de acondicionador, lo aplicas en el cabello y lo peinas para que se distribuya muy bien. Te debes poner un gorro de plástico o envolver con plástico de cocina, ahora es el momento de dormir porque lo deberás dejar toda la noche. En la mañana te das una ducha y tu cabello estará un poco más claro. Si tienes el cabello muy negro tendrás que usarlo varias veces.

Advertencias de estos métodos:

Si no eres rubia natural y aplicas cualquiera de los métodos mencionados arriba, se te aclarará el cabello pero antes pasará de cabello obscuro a rojizo. Si no te gusta el cabello rojo no lo intentes, ahora que si quieres ser pelirroja hazlo y también puedes leer el siguiente tema.

# Cabello rojo o con reflejos rojizos

Como te explique en la advertencia puedes decolorar tu cabello con los métodos anteriores con cualquiera de los procedimientos explicados. Solamente quedaría un paso más para dejar tu cabello de un rojo más agradable. También sirve si tienes el cabello rubio y lo quieres teñir rojizo o si ya te pintaste el cabello rojo o lo tienes rojo natural y quieres acentuar el color.

Tinte natural rojizo

Ingredientes:

-Una remolacha o betabel

-Una o dos zanahorias dependiendo del tamaño.

Si tienes un extractor de jugo, es hora de sacarlo y hacer un jugo con estos ingredientes, si no tienes, puedes licuar todo con un poco de agua y colar muy bien. Este jugo lo aplicarás con cuidado de no manchar tu ropa ni tu cara, cubres tu cabello con plástico de cocina o gorro de plástico para que no este goteando. Dejas tu cabello así 20 minutos y enjuagas. El resultado es inmediato. Pero deberás repetir la operación cada semana o mas seguido dependiendo del tono de rojo que quieras conservar en el cabello.

## Tónicos para el cabello personalizados

Como habrás visto son muchos los ingredientes que te ayudan en el cabello para una u otra cosa. Pero ¿que pasa si tú tienes varias situaciones que atender al mismo tiempo? Me imagino que no querrás todos los días parecer ensalada. Pero puedes hacer lo que yo hago. Has un tónico con los ingredientes que necesites, todo en uno. Por ejemplo tienes el cabello escaso y rubio rojizo, pero lo quieres abundante y cenizo. La solución pueden ser varias:

-Has un té de romero que ayuda a ambas cosas.

- Puedo agregar al shampoo  aloe vera para que crezca el cabello y también le agrego el cactus órgano que lo obscurecerá.

- A la mascarilla de huevo para el crecimiento de cabello le puedo agregar té negro.

Como ves puedes ser creativa.

# Alimentos que ayudan al cabello

Bien sabes que el cabello es reflejo de lo que comes, te incluyo una lista de alimentos necesarios para ayudar a tu cabello crecer fuerte y sano.

Nueces. Comer unas cuantas nueces al día te ayudara a tener un cabello fuerte porque tiene elastina que ayudará que tu cabello no sea quebradizo, solo ten cuidado porque si comes suficientes se te hará el cabello demasiado lacio. Bueno si eres fan del estilo oriental con cabello negro y lacio, pues es hora de comer muchas nueces.

Espinacas. Este alimento tiene altas dosis de hierro y bien sabemos que la falta de este elemento es lo que hace que se caiga el cabello a raudales. Lo único que tienes que hacer es incluir espinacas en la ensalada, a la sopa, como relleno de  la carne o como quieras. Esto te ayudará a mantener una buena circulación de la sangre en los folículos pilosos, y por lo tanto a una abundante cabellera.

 Pescado. Son ricos en magnesio que ayuda al crecimiento del cabello también es importante en los problemas de calvicie.

Zanahorias. Son ricas en betacaroteno que ayuda al cuerpo a fortalecer el cabello.

Semillas de girasol. Tiene gran cantidad de vitamina B lo que hace de tu cabello sea fuerte y brilloso.

Vegetales verdes. Entre más fuerte sea el color mejor, porque aportan vitaminas A y C que mantienen hidratado el cabello

Gelatina. Tiene gran cantidad de proteína y colágeno, este es un alimento milagroso si quieres tener cabello fuerte y aparte te ayudará a mantener una piel tersa y uñas fuertes y largas. No dudes en comerla todos los días, es muy sabrosa, fresca y benéfica. Para mi gusto un postre ideal. Si estas cuidando tu figura puedes elegir por las que son bajas en calorías o comprar la grenetina sin sabor y hacer tus propias recetas.

A propósito de la grenetina (gelatina) te daré una receta con ella.

<u>Gel fijador de gelatina</u>

− 1 cucharadita de gelatina sin sabor en polvo (grenetina)
− 1 taza de agua caliente
− 4 gotas de aceite esencial de romero.

Se refrigera por 4 horas antes de usar. Se guarda en el refrigerador y dura una o dos semanas. Se aplica como se aplica el gel comercial y al mismo tiempo que mantiene nuestro peinado, nos estamos dando un tratamiento de proteína.

# Shampoo orgánico

¿Te has puesto a pensar como se lavaban el cabello en el pasado antes de que existieran las marcas comerciales? Pues yo si, y por supuesto le pregunte a la abuela y también me dio sus recetas, aunque he de advertir que para que se desintoxique nuestro cabello de todos los químicos tendrá que pasar como quince días. En este periodo es una situación difícil que pensamos que lo que nos estamos poniendo no sienta bien en el cabello, pero ten paciencia es solo un periodo de tiempo que pasa mientras tu cabello se desintoxica y se acostumbra a lo natural. Después de todo tenemos toda la vida lavándonos con químicos. Te escribo algunas recetas de shampú con ingredientes naturales, unos serán fáciles de conseguir otros no tanto, pero elige el que sea más accesible.

<u>Shampoo de naranja y jabonera:</u>

Necesitas:

Medio litro de infusión de jabonera

- Dos cucharadas de zumo de naranja
- Dos yemas de huevo.

Bate las yemas y añade los otros dos ingredientes. Envasa y guarda en el refrigerador. Usa como de costumbre para lavar el pelo, lo dejará muy sedoso.

<u>Shampoo de sándalo:</u>

- 25 gramos de flores secas de manzanilla
- 25 gramos de raíz de saponaria picada
- 250 ml de agua caliente
- 20 gotas de aceite natural de sándalo.

Coloca las flores y la raíz en un recipiente y vierte agua caliente, remueve y deja toda la noche reposar. Al otro día cuela y aplica el aceite de sándalo.

<u>Shampoo de hierbas:</u>

Es una buena elección para los cabellos secos o dañados. Hierve 15 gramos de raíz de hinojo y 15 gramos de saúco o trébol en una taza con agua, durante 10 minutos. Cuela y añade media taza de jabón neutro, rallado. Deja que se enfríe y guarda en un recipiente cerrado. Aplica como un shampoo tradicional.

<u>Shampoo de papaya y aloe vera:</u>

Pela una papaya grande y córtala en rodajas. Luego pásala por la batidora. Añade una cucharada de sabia de aloe vera, media taza de shampoo para niños, media cucharada de aceite de oliva y una cucharada de zumo de limón.

<u>Champú Cítrico</u>

- Las cáscaras de 1 limón, 1 naranja y 1 toronja
- 6 cucharadas de jabón duro rallado
- 2 cucharadas de jugo de limón
- 2 cucharadas de jugo de naranja
- 2 cucharadas de jugo de toronja
- Vinagre de manzana.

Has trocitos las cáscaras. Pónganlas en agua hirviendo, remueve bien y tape el recipiente. Deje reposar durante 2 horas.

Cuela y añade el jabón. Sin dejar de remover, mantenlo a fuego lento hasta que se disuelva, añade los jugos y sigue removiendo. Déjalo reposar durante 24 hs, antes de usarlo y luego agítalo.

 Este shampoo es muy refrescante y es ideal para el cabello muy graso.

<u>Shampoo casero de sábila</u>

Ingredientes

- 3 onzas y media de aloe vera
- 1 barra de jabón neutro
- 3/4 de litro de agua

Se ralla el jabón y se echa en una botella. Se pone la sábila en trocitos a hervir en agua por 15 minutos (la olla debe estar tapada).

Cuando se enfría se cuela y se agrega el líquido a la botella con el jabón. Se revuelve y se deja reposar hasta que se diluya el jabón. Se refrigera.

<u>Otro herbal.</u>

- 1 taza de agua destilada.
- 1 oz de romero seco y pétalos de rosa secos orgánicos.

- 1/2 taza de jabón de castilla líquido.
- 3 cucharadas de gel de aloe vera.
- 1/4 de cucharadita de aceite de jojoba.
- 30 gotas de aceite esencial de romero.

Pon el romero y los pétalos de rosa en un frasco y coloca el agua hirviendo. Inmediatamente tapa el frasco. Deja por 4 horas. Después de ese tiempo cuela las hierbas. Coloca esta mezcla en una botella de shampoo y añade el jabón de castilla, Añade el aceite de jojoba, el aceite esencial y el aloe vera.

A todos los shampoos puedes agregarle acido cítrico o mejor, vitamina E para alargar la duración.

Shampoo con salvia para cabello graso

- 2 cucharaditas de hojas de salvia secas
- 2 cucharaditas de hojas de romero secas
- 1 cucharadita de pétalos de rosa secos
- 2 cucharadas de alcohol etílico
- 1 gota de aceite esencial de limón
- 3 gotas de aceite esencial de salvia
- 5 cucharadas de agua

Calienta el agua y pon aparte las plantas en un recipiente de vidrio. Vierte el agua caliente encima y dejar reposar entre 8 y 10 minutos.

Cuela la preparación y presiona las plantas contra el filtro para extraer todos sus jugos. Usar este extracto recién hecho.

Una vez la preparación se enfríe, agrega el alcohol y revuelve. Mezcla los aceites esenciales y continúa removiendo. Vierte con la ayuda de un embudo, el líquido en recipientes que tengan tapa con sistema de vaporización. Se aconseja preparar poca cantidad y usar en el menor tiempo posible.

### Enjuague de vinagre y agua

Según mi abuela el mejor enjuague para el cabello es poner en un recipiente la mitad de vinagre de manzana y mitad de agua (puede ser una taza de cada uno) y listo. Con eso te enjuagas el cabello después de cualquier shampoo que elijas.

# Mascarillas para el cabello

Si no eres tan perezosa como yo, puedes usar alguna de estas mascarillas tal vez una vez al mes si tienes el cabello muy saludable o si lo tienes muy maltratado las usaras cada quince días. Como siempre e igual que todas las recetas busca la que mejor te acomode según la disponibilidad de ingredientes y la que más te funcione.

### Aceite y miel

Este acondicionador es especialmente para las que tienen el cabello reseco, quebradizo y con puntas abiertas.

Ingredientes:

- Medio vaso de aceite de oliva.
- Medio vaso de aceite de almendras.
- Medio vaso de miel de abejas.
- Una cazuela.

Coloca todos los ingredientes en la cazuela y revuelve muy bien, caliéntalos a fuego lento hasta que hiervan, luego retíralos y espera hasta que se enfríe.

Aplica el acondicionador desde el cuero cabelludo hasta las puntas, procura aplicar muy bien toda la mezcla haciendo suaves masajes en todo el cabello, luego envuelve en una bolsa y deja que actúe de 15 a 20 minutos. Para terminar enjuaga todo el cabello utilizando abundante agua.

## Mascarilla de coco

- ½ taza de aceite de coco.
- ½ taza de coco natural rayado.
- 1 vaina de vainilla.
- 2 cucharadas de miel de abeja.

Esta mascarilla realmente me gustaría hasta para comerla, realmente no haría nada mal probar un poco. En primer lugar tendrás que mezclar el coco, la leche de coco y la miel en un recipiente. Una vez tengas lista la mezcla vas a tomar la vaina de vainilla y la vas a triturar muy bien antes de añadirla a la mezcla.

Después humedece tu cabello y aplica la mascarilla haciendo masajes desde las raíces hasta las puntas; confirma que cubra completamente el cabello y deja que actúe durante 10 minutos. Retira con agua tibia.

## De aguacate

- Un aguacate bien maduro.
- Una cucharadita de aceite de oliva.
- Una yema de huevo.
- Un recipiente.
- Un tenedor.

Saca la pulpa del aguacate maduro y aplástala utilizando el tenedor hasta tener como resultado una pasta. Añade a la pulpa una cucharadita de aceite de oliva y una yema de huevo, revuelve muy bien los ingredientes hasta tener una mezcla completamente homogénea.

Con el cabello húmedo aplica la mascarilla desde la raíz hasta las puntas haciendo suaves masajes hasta cubrir completamente todo el cabello.

Utiliza una bolsa o gorro para cubrir tu pelo con la mezcla y deja que actúe durante 15 minutos. Cuando pase este tiempo retira la mezcla con agua tibia y limpia muy bien todos los excesos.

Nota: todas estas mascarillas son muy nutritivas así que no estaría mal que cuando los apliques en el cabello te extiendas a la cara. Así tendrás un cabello hermoso y una piel tersa.

# CAPITULO 2 LA PIEL

No hay nada mejor que una piel suave y cuidada. Este capítulo lo dedico a la piel porque es lo más visible de ti y es muy fácil de mantener. Como todo en este libro busca la receta que se acomode a tu tipo de piel y lo que te de mas resultados. Yo te doy una guía pero tú al final de cuentas eres quien decide.

## La naturaleza y sus propiedades para la piel

He pensado que hare un listado con las plantas más comunes que te ayudaran a mantener una piel saludable, suave y joven. Todas te las recomiendo ampliamente pero solo para uso sobre la piel, no las vayas a ingerir que aunque muchas son comestibles, no quiero entrar en problemas de alergias.

Todas ellas pueden ser usadas por separado o como ingredientes de mascarillas, cremas o jabones que usaras en la cara y cada parte del cuerpo. También puedes hacer combinaciones que sean adecuadas para cada necesidad. Así que a leer.

Aloe Vera o Sábila: es una de las plantas más conocidas y útiles para la belleza de la piel   . Regenera la piel, cicatriza, ayuda en quemaduras (previene la cicatriz) antiinflamatoria y astringente. Ideal contra el acné. La forma en que se usa es quitando lo verde y solamente raspas o mueles la parte central que parece gelatina.

Centella asiática: regenera la piel y estimula la producción de colágeno es una de las plantas de mayor utilidad contra los signos del envejecimiento. Además ayuda a la circulación por lo que la hace ideal cuando se sienten las piernas cansadas. Ayuda a la cicatrización y previene o disimula la piel de naranja. Busca extractos en las tiendas naturistas o has un té con varias hojas que después la untaras en tu piel. Deja secar.

Rosa de mosqueta: este arbusto es un potente regenerador que ayuda a disimular las cicatrices, estrías y manchas de la piel. Ayuda a la piel dañada por el sol, hidrata y nutre la piel.

Avena. Aporta máxima suavidad y reaviva la piel. Es ideal para cualquier tipo de piel porque nutre y protege también aporta máxima hidratación y limpia la piel. Es ideal para mascarillas cuando mueles y aplicas la avena directo a la piel.

Manzanilla. Ideal para la piel sensible, desinflama por lo que baja hinchazones, disimula las bolsitas debajo de los ojos y disimula las ojeras. También sirve para aliviar reacciones alérgicas.

Karité. Es un árbol africano. Lo más común es que encuentres ya procesado en las tiendas naturistas y la venden como manteca de karite, es ideal para la piel extremadamente seca y agrietada, nunca mas tendrás la piel seca. Además es como oro solido y cremoso por todo lo que hace por la belleza.

Jojoba. Excelente regulador de grasa por lo que las personas que tienen problemas de acné deberían usarlo. Retiene la hidratación y tiene un porcentaje elevadísimo de vitamina E lo que te hará lucir siempre joven.

Tomillo. Antiséptico y fungicida ideal para tratar acné, pie de atleta o cualquier hongo de la piel

Caléndula. Cicatrizante, calmante regeneradora de la piel, además ayuda en las rozaduras, cortadas, manchas y arrugas. Ayuda a quitar hogos y verrugas.

Equinacea. Previene las infecciones, ideal para picaduras de mosquitos, desinflama músculos así que es bueno para los deportistas.

Aguacate. Este fruto es para las pieles secas porque aporta mucha suavidad y sus grasas naturales ayudan a recuperar la elasticidad de la piel. Pero no es muy bueno si tienes la piel grasa.

Oregano. Además de ser muy sabroso, aplicado en la piel elimina la grasa y previene las espinillas, ayuda contra el envejecimiento

Salvia. Es antibacteriano, estimulante de la circulación sanguínea, combate celulitis y evita el sudor y mal olor de la piel. No debe usarse durante el embarazo.

Tomate (jitomate) es astringente y elimina la piel grasa, el acné y los poros abiertos. Las sustancias contenidas en el tomate actúan sobre la epidermis y remueven todo tipo de impurezas especialmente las molestas espinillas.

Cúrcuma. Es una raíz india que regularmente se vende en polvo en los supermercados porque es un condimento para la comida. Pero también elimina las cicatrices, regula el funcionamiento de la las glándulas sebáceas, tiene propiedades antisépticas y antibacterianas.

Arroz. Aclarante de piel, limpia, elimina brillo de la cara, ayuda el crecimiento de nuevas células, disminuye la apariencia de poros abiertos y suaviza la piel.


Limón. Es el blanqueador por excelencia, el único inconveniente es que no se lleva con el sol porque dejara manchas marrones. Pero en las noches es lo ideal para quitar cualquier mancha ya sea de acné, embarazo, de cicatrices, etc. ayuda a disminuir las pequeñas marcas del acné y proporciona luz al rostro.

Miel. Uno de los productos naturales más benéficos para la piel. Es exfoliante, regenera la piel, elimina bacterias, hidrata, suaviza, ayuda a los problemas del acné, evita arrugas y retarda el envejecimiento celular y hasta mantiene los tejidos donde deben estar.

Pepino. Es rico en vitaminas y minerales, propiedades antioxidantes que retardan el envejecimiento y favorece la producción de colágeno y elastina.

Bicarbonato de sodio. Es exfoliante, combate hongos, ideal para la piel con espinillas y puntos negros quita manchas, neutraliza olores.

Chocolate. Humecta la piel, suaviza las arrugas y la piel en general. Mejora la circulación y calma la piel irritada. Si eres de piel seca este es un buen aliado.

Cacahuate. Tienen un alto porcentaje de vitamina E que es necesaria para la piel bella. Conservan la firmeza y aporta suavidad a las pieles resecas.

# Mascarillas para la piel madura.

Naranja y miel

- Jugo de media naranja
- Un sobre de manzanilla hecho te
- Dos cucharadas de miel.

Todo lo mezclas y con un algodón lo untas sobre toda la cara y dejas actuar varios minutos hasta que se seque, después puedes lavar tu cara y listo.

Mascarilla rejuvenecedora

- 3 cucharadas de arroz
- Una cucharada y media de agua
- Dos cucharadas de aguacate.

- Media cucharada de miel.

Vas a cocer el arroz hasta que el arroz se ablande, y después, separa el arroz del agua obtenida. Reserva ambas cosas.

Toma el arroz y en un recipiente, añadimos el aguacate y la miel. Con ayuda de una cuchara remueve bien para crear una pasta homogénea y fina. Cuando esté lista, la aplicas en la piel.

Deja que actúe en el rostro al menos durante 15 o 20 minutos. Después, cuando la retires, toma un algodón y limpia tu rostro con el agua de arroz que habías obtenido y que estábamos reservando. De ese modo, exfoliamos y tratamos pequeñas manchitas e impurezas.

### Mascarilla casera para cutis cansado y con arrugas

- 1 pepino
- 2 cápsulas de vitamina E

Licua un pepino con todo y cáscara y semilla y mezcla con el líquido de dos cápsulas de vitamina E y se aplica sobre el rostro a modo de mascarilla por 20 minutos.

Después de este tiempo, se enjuaga con agua fría y se seca suavemente con una toallita. Se aconseja aplicar esta mascarilla, por lo menos, dos veces a la semana.

### Mascarilla casera para suavizar las arrugas profundas

- Suero fisiológico
- Miel de abeja

- Aceite de oliva

Estos tres ingredientes se mezclan en partes iguales y se aplica sobre la cara y déjala puesta por unos 20 minutos. Y retira con agua tibia. Puedes aplicar dos tres veces a la semana.

Mascarilla casera anti arrugas profundas

- 3 cápsulas de vitamina E
- 2 cucharaditas de yogurt
- ½ cucharadita de miel
- ½ cucharadita de té limón.

Mezcla los contenidos de las cápsulas de vitamina E en un pequeño bol con el yogurt, miel y el té de limón. Aplica esta mezcla en la cara usando una bola de algodón y deja por 10 minutos y limpia con agua tibia.

# Piel joven

Café y miel

- 4 cucharadas de café instantáneo
- 4 cucharadas de miel
- 8 cucharadas de leche

Esta mascarilla es perfecta para mantener la piel joven, te aportara buena circulación y suavidad, también ayudará a cualquier mancha. Mezcla todos los ingredientes hasta que se integren bien. Frota tu cara ligeramente y deja la mascarilla actuar durante 15 minutos y lava.

Mascarilla limpiadora de zanahoria

- 1 zanahoria grande
- ¼ vaso de agua mineral

- Un trozo de sábila.

Quita lo verde de la sábila y agrega la parte transparente en la licuadora junto con la zanahoria y el agua mineral. Licua todo y aplícalo en la cara. Déjalo por 10 minutos y lava.

<u>Agua de rosas</u>

- Medio kilo de pétalos de rosas.
- Una cacerola con su tapa.
- Medio litro de agua destilada.
- Una botella de cristal con cierre hermético

Esta agua de rosas es genial para usarla antes del maquillaje porque dejara limpia la piel y desinflamada. Contiene mucho colágeno por lo que mantendrá la piel joven además suaviza las manchas y reafirma la piel. Así que úsala en la mañana como te comente, antes del maquillaje y hasta en la noche antes de dormir.

El procedimiento es el siguiente. Corta el medio kilo de pétalos de rosa por la mañana que es cuando están en su punto. Llena la cacerola con el medio litro de agua destilada y con los pétalos de rosas. Pon el fuego alto pero cuando comience a hervir tapa la cacerola y baja el fuego. Esto es para que los aceites esenciales no escapen con el vapor. Deja hervir así tapado por 10 minutos. Y deja reposar todo por una hora (no se te vaya olvidar este paso).

Después de la hora de reposo cuela el líquido y guarda en la botella de vidrio y ponlo en el refrigerador. Lo podrás usar al siguiente día. Entre más uses el agua de rosas es mejor.

<u>Yogurt (recupera tu tono de piel)</u>

- Media taza de yogurt natural

Esta sencilla mascarilla ayudara a la piel demasiado expuesta al sol. Solamente unta el yogurt en toda la piel y déjala por 15 minutos, enjuaga con agua fresca. Puedes hacerla dos veces a la semana.

## Miel y canela para prevenir granos

- 4 cucharadas de miel
- 2 cucharadas de canela en polvo

Mezcla muy bien los dos ingredientes y aplícalos en la cara, deja 10 minutos y lava con agua tibia.

# Piel con acné

## Mascarilla limpiadora con salvia para piel grasa

- 2 cucharadas de salvia
- 1 taza de agua
- 2 cucharadas de yogurt natural

Vierte 2 cucharadas de hojas de salvia en una taza de agua que esté hirviendo. Deja refrescar.

Mezcla 2 cucharadas de esta infusión con 2 de yogurt natural. Aplica sobre la cara y deja secar. Por último, lava con agua fresca.

## Para eliminar puntos negros en la nariz

- 1 tomate maduro

Corta el tomate por la mitad y frota en la zona que se desea sanar. Deja actuar durante10 a 15 minutos y enjuagar con abundante agua tibia.

## Receta para combatir las espinillas de la espalda

- Una taza de avena
- Dos cucharadas de hojas de salvia fresca o seca

Llena una bolsa de muselina o cualquier tela con todos los ingredientes. Cierra y amarra con un cordón o con una cinta, y después de bañarse remoja esta bolsa y presionar suavemente sobre tu espalda.

## Mascarilla contra el acné y reductor de cicatrices

1 pedazo de aloe vera o sábila

1 cucharada de miel

Quita la parte verde de la sábila y solo quédate con la parte transparente que tendrás que moler o raspar para que se libere los jugos, esto lo revuelves con la miel y lo aplicas en tu cara. Déjalo 15 minutos y enjuaga. Puedes usarla cuantas veces quieras a la semana. Notaras la diferencia.

## Tratamiento de cúrcuma (solo de noche)

- Dos cucharadas de polvo de cúrcuma
- El jugo de medio limón
- Un poco de agua (solo para remojar si hace falta)

Este remedio es muy efectivo pero tengo que escribir un par de precauciones antes, el limón y el sol puede provocar manchas por lo que nunca debe hacerse de día y la cúrcuma podría teñir unas horas de color amarillo la piel. Así que no lo hagas un día antes de ir a una fiesta, escuela o trabajo.

Toma las dos cucharadas de cúrcuma en un pequeño plato exprime el limón y has una cataplasma, si está muy reseca puedes agregar unas gotas de agua. Unta esta mezcla en la zona problemática y deja actuar unos 10 minutos, enjuaga muy pero muy bien.

<u>Enjuague anti acné</u>

- 1 cucharada de bicarbonato de sodio (el que se usa en la cocina)
- Te verde.(elimina bacterias)
- Orégano (también se usa en la cocina)
- Caléndula (disminuye marcas )
- Lavanda (refresca)
- Laurel (antibacterial)
- Tomillo (desinflama)
- Manzanilla (mejora la cicatrización)

No te preocupes si no encuentras todos las hierbas puedes sustituirlas por cualquier otro ingrediente en el apartado "La naturaleza y sus propiedades para la piel".

Todas las hierbas las vas a hervir con un poco de agua en una cacerola tapada para que no se escape tanto el vapor. Dejan enfriar por una hora con la cacerola tapada. Envasa y deja en el refrigerador, con esta agua te puedes enjuagar la cara, limpiar la grasa o con un algodón mojar toda tu cara antes de dormir. No se te lo quites huele bien y te ayudara mas.

# Mascarillas para todo tipo de piel

<u>Mascarilla limpiadora</u>

- 2 tomates maduros
- 30 g de glicerina

Lava los tomates, pela y retira las partes duras o dañadas. Con la ayuda de una batidora, tritura el tomate mezclado con la glicerina. Y con un algodón retiras toda la suciedad y maquillaje de la piel, pero solo aguanta 24 hrs en el refrigerador por lo que no hagas mucha cantidad.

## Tónico de arroz

- Media taza de arroz
- Un vaso de agua

Deja remojando el arroz en el agua por un día, revuélvelo con una cuchara y cuela, pero no tires el líquido, este guárdalo y moja un algodón, pásalo por toda tu cara y cuello.

## Avena y miel (exfoliante)

- ½ taza de avena
- 1 cucharada de miel
- 2 cucharadas de leche

Muele la avena y mezcla con la miel y leche. Si tienes la piel seca puedes agregar unas gotas de aceite de tu preferencia (manzanilla, aguacate, almendras, etc.). Con esta mezcla masajea ligeramente toda tu cara y deja reposar 15 minutos, después enjuaga con agua tibia. Veras que te dejará la piel incréiblemente suave.

## Pepino (refrescante e hidratante)

- Un pepino

Esta mascarilla es ideal para cuando has tomado mucho sol. Corta dos rodajas del pepino y reserva, el resto muélelo y aplícalo en tu rostro y cuello, por supuesto que las rodajas son para los ojos. Mientras descansas déjalo por 15 minutos y enjuaga.

## Miel y huevo

- 2 cucharadas de miel
- 1 clara de huevo

Bate ligeramente la clara de huevo y le agregas la miel. Aplícalo en el rostro y espera a que se seque. Sentirás que la cara se estira. Después enjuaga muy bien y listo tendrás la piel muy tersa.

# Mascarillas para piel seca

## Mascarilla de plátano para piel seca

- 1/2 el plátano maduro
- 2 cucharada de miel
- 4 cucharadas de agua de rosas (la puedes comprar o hacerla tu mismo revisa el apartado de piel joven)
- 2 cápsulas de vitamina E

Pela el plátano y machácalo o usa un procesador de alimentos, agrégale la miel y el agua de rosas. Tiene que quedar una masa, si está muy seca agrega un poco mas de agua de rosas. Ahora agrega las capsulas de vitamina E y mezcla muy bien. Usa la mascarilla en cara y cuello. Deja un momento y enjuaga.

## Gel de frutas

- 1 cucharada de gelatina sin sabor
- 1/2 taza de jugo de manzana

Mezcla todo en un recipiente que no sea de metal y mételo en el microondas por un minuto hasta que se disuelva bien. Mete la gelatina al refrigerador y antes de que se ponga duro, póntelo de mascarilla. Espera a que se seque lávate con agua fría.

## Crema de karite

- Manteca de karite

Este es un producto que necesariamente tendrás que comprar en las tiendas naturistas. Es una semilla africana que aporta suavidad y ayuda a cualquier piel seca. Úsala en todo tu cuerpo.

<u>Mascarilla de chocolate.</u>

Una barra de chocolate sin azúcar

- Gotas de aceite de oliva o almendras

Esta mascarilla la puedes usar en cualquier parte de tu cuerpo que esté extremadamente seco. Yo nunca lo pude hacer porque soy fan del chocolate y siempre terminé comiéndolo, me duele mucho tener que recomendarles esta mascarilla porque pienso en todo el chocolate que no será comido. Si no fuera porque es muy efectivo...

Bueno el caso es que derretirás el chocolate en baño maría, sin dejar de revolver agregaras las gotas de aceite. Y lo pones en las zonas necesarias, como codos, rodillas, pies, cara, etc. Después nada más te bañas para eliminar el chocolate. ¡Ay como me parte el alma pensar en ese pobre chocolate lavado!

<u>Mascarilla de cacahuate para una buena hidratación</u>

- 2 cucharadas de cacahuetes triturados en batidora
- 1 cucharada de miel
- 1 cucharadita de aceite de oliva

Muele o tritura los cacahuates hasta que queden lo más pulverizados posible. Mézclalos con la miel y el aceite de oliva. Aplica en el rostro y déjalo ahí 15 minutos. Lava con agua tibia.

# Mascarillas aclarantes de piel

El secreto de la belleza japones

- Media taza de arroz
- 2 taza de agua

Hervir las dos cosas hasta que el arroz este suave. Cuela y aplica el líquido todas las noches. En la mañana solamente lava tu cara.

Otra variante

- 3 cucharas (soperas) de arroz
- Agua mineral
- 2 tazones

En un tazón junta el arroz y el agua y deja reposar durante un máximo de 12h. Después de este tiempo, utiliza el paño de cocina para exprimir los granos todavía en el agua. Con el cernidor, separa los granos y deja que el agua repose durante cinco minutos.

Al aplicar la mascarilla en la cara con un algodón, haz movimientos lentos y circulares. Nunca frotes con fuerza para no lastimar la piel. Podrás pasar el producto por toda la cara por la mañana y por la noche. Aplica diario

Naranja para blanquear la piel

- Cascaras de cuatro naranjas
- Un poco de leche

Las cascaras de naranjas las dejarás al sol hasta que estén completamente secas y quebradizas, tritúralas hasta hacer un polvo. Este polvillo lo mezclarás con leche lo suficiente para hacer una masa que aplicarás en la cara o zonas donde quieras aclarar. Deja actuar hasta que se seque y lava con agua tibia. Debes hacerlo diario durante un par de semanas.

## Papas para piel uniforme

- 1 papa

Este remedio es más bien para rescatar las zonas que han sido dañadas por el sol. Simplemente corta la papa a la mitad y frota en la piel.

## Leche agria

- Un cuarto de taza de leche agria.

Es más bien un peeling natural que permitirá quitar las células muertas pero si tienes la piel sensible no lo intentes. Solo moja el algodón en la leche y pásalo por la piel, deja actuar un rato y enjuaga.

## Mascarilla de pepino y limón (de noche)

- 4 cucharadas de jugo de pepino
- 2 cucharadas de jugo de limón

Combina todo y aplica en el rostro y cuello usando un algodón, se deja durante 20 minutos y luego enjuague completamente. Nunca de los nunca lo uses de día.

# Aceites para el cuerpo

Una forma que me encanta sobre el cuidado del cuerpo son los aceites. Esto es porque a veces no se tiene el tiempo suficiente para aplicarse las mascarillas así que lo único que hago es buscar la hierba que por sus características me pueda servir o incluyo varias hierbas y después del baño me unto el aceite en todo el cuerpo. Puedes comprarlos en tiendas naturistas o prepararlos personalizados tu misma. Necesitaras:

- Un frasco de vidrio con tapa, totalmente limpio y seco.
- Aceite de olivo o almendras (aceite base)
- La o las hierbas de tu preferencia (manzanilla, eucalipto, salvia, romero, cascaras de limón, coco, lavanda, etc.)

Pon en el frasco las hierbas, trata de machacarlas con una cuchara o cuchillo para liberar su escancia. Agrega el aceite base, tapa muy bien el frasco y agita.

Deja el frasco donde le dé el sol, si es verano con cuatro días bastará, si no podría durar algunas semanas. Cuando destapes el frasco deberás percibir el aroma de las hierbas elegidas.

No te arrepentirás de hacer estos aceites es lo mas fácil para beneficiarte de la naturaleza. Además te pueden servir para masajes o hasta para regalar.

# Jabones artesanales

Otra forma genial de aplicarte todo el poder de la naturaleza es haciendo tu propio jabón. (Yo hago eso que junto con los aceites me han dejado la piel súper). Por supuesto hay varias formas que dependiendo de tu habilidad o tiempo, puedes hacer. Voy a empezar de lo más fácil hasta lo complicado.

Método 1 para personas sumamente ocupadas.

Este método es tan sencillo porque casi todo se compra hecho. Necesitaras:

- Una barra de jabón de glicerina (la compras en tiendas naturistas, especializadas para jabones o hasta por internet)
- Un poco de agua destilada o de lluvia si es que vas a hacer una infusión de hierbas o a moler alguna planta.
- Elige del apartado "La naturaleza y sus propiedades para la piel" la planta o producto de tu elección. O claro si tú quieres otro, adelante. Puedes hacer combinaciones.
- Un recipiente que puedas meter al microondas.
- Una cuchara de madera
- Moldes de silicón de preferencia. Como los que se usan en repostería. (nunca de aluminio)

El procedimiento es el siguiente: corta en trozos la barra de glicerina, y colócalo en el recipiente para microondas. Aparte, si has elegido alguna hierba has un te fuerte con el agua de lluvia o destilada, solo con poco agua, no querrás que tu jabón quede aguado. También puedes moler tu ingrediente elegido en la licuadora igual con muy poca agua solo lo suficiente para moler. Esto lo agregarás a la glicerina. Todo lo meterás unos segundos al microondas y con la cuchara de madera revolverás para integrar muy bien, si ves que no se ha derretido toda la glicerina, mete otros segundos más al microondas. Si tienes ganas puedes agregar en este paso, color de alimentos y aromas para jabones, pero la verdad no es necesario. Es hora de vaciar la glicerina en el molde de silicón.

Puedes hacer barras y luego cortar las porciones ya que tu jabón este duro o escoger el molde de silicón como para cup cakes y te saldrán jabones individuales.

Yo como te dije hago muchos para mi familia y para regalar, así que los elaboro con una gran variedad de plantas para beneficiarme de todas las formas posibles, mi favorito es el de avena y miel. Mi madre prefiere el de café con chocolate porque tiene la piel seca. Tengo una amiga que siempre quiere uno de arroz y concha nácar porque le agrada tener una piel blanca y lechosa.

### Método 2. Para personas con mucho tiempo y cuidado.

Este método requiere paciencia y sobre todo cuidado en cuanto a medir las cantidades de los ingredientes. Como todos sabemos los jabones son producto de una reacción química llamada saponificación que sucede cuando se mezclan grasas y sosa caustica. Con este último ingrediente necesitas tener algunas precauciones porque el contacto con la piel o con los ojos puede llevarte al hospital. No te preocupes de utilizarlo en los jabones, ya que después de la reacción química todo es seguro. De hecho los jabones comerciales también tienen dicho ingrediente.

En la elección de grasas es a completo gusto de cada quien, hay quien utiliza grasas animales y otras personas prefieren aceites vegetales. Yo te voy a dejar una receta de jabón base, pero también busca una página de internet donde tu podrás elegir diferentes tipos de grasas y aceites, estoy hablando de una calculadora de saponificación, que te permite elegir los ingredientes que gustes y te calcula la cantidad de sosa y de agua. El agua tiene que ser de lluvia o destilada.

Antes que nada hay que tener en cuenta una serie de recomendaciones:

- Es importante trabajar en un sitio que no esté muy encerrado, de preferencia en el exterior como en un patio.
- Usar guantes y gafas protectoras, ya que la sosa caústica es un material muy corrosivo y no debe entrar en contacto con tu piel.
- No utilizar recipientes metálicos para realizar la mezcla, mejor alguna jarra de cristal o plástico que aguante los 100º.
- Utilizar una cuchara de madera

Muy bien para un jabón base necesitas:

- 192 gramos de agua destilada o de lluvia
- 75 gramos de sosa cáustica, que esté aproximadamente al 100% de pureza.
- 600 gramos de aceite de oliva.
- Bascula de cocina para pesar los ingredientes.

Ahora bien si quieres puedes hacer muchos jabones base y luego derretirlo a baño maría para agregar ingredientes que lo enriquezcan (que es lo que hago yo) o desde un principio agregarlo en la elaboración del jabón base. Ya sabes puedes poner avena, miel, sábila, romero, etc.

Para elaborar el jabón base deberás  seguir los siguientes pasos:

1º Mezcla el agua en una jarra con la sosa cáustica. Aquí es donde tienes que tener máximo cuidado de que no toque tu piel ninguna gota. Veras que el agua con sosa calienta el recipiente, podría hasta hervir el agua.

No respires los vapores.

2º Calienta ligeramente el aceite en un cazo.

3º Este es el paso más importante. Las temperaturas del agua con sosa como el aceite calentado tienen que ser más o menos iguales, puedes usar un termómetro de cocina.

4º utiliza una batidora a mínima potencia durante unos 30 segundos, para después incrementarla un poco y seguir batiendo durante 1 minuto. Ahora sube la velocidad y sigue batiendo durante 3 minutos. Para cuando tu jabón (ya se puede llamar así) tenga una textura similar al flan.

En este punto puedes ya vaciarlo a moldes de plástico o silicón o antes agregarle cualquier ingrediente que quieras y batirlo unos segundos más antes de vaciarlo a los moldes.

NOTA: deberás dejar mínimo un mes el jabón en lugar seco y aireado. Esto es porque la sosa necesita tiempo para diluirse con la grasa, no querrás quemarte la piel. Además los jabones son como los vinos, entre más tiempo mejores.

Este jabón es como lo hacia mi abuela, aunque ella hacia la sosa con cenizas y agua y así no la compraba. Si has leído bien, se puede hacer la sosa con cenizas de maderas y agua. Pero este es un procedimiento que nunca he hecho porque no soy tan experta.

Cuando tú haces un jabón como el procedimiento antes descrito tendrás un jabón totalmente completo con todos los humectantes que regularmente las compañías jaboneras comerciales quitan.

NOTA IMPORTANTE: como te había dicho puedes usar cualquier ingrediente o mejor. ¡Usa las mascarillas de la piel del capítulo! Es decir, en vez de untarte las mascarillas que elijas, cuando batas por última vez el jabón le agregas la mascarilla que hayas preparado. Y así todos los días te estarías poniendo una mascarilla en todo el cuerpo mientras tomas tu baño de rutina.  Imagínate tener un jabón contra las arrugas profundas o en contra de las espinillas o blanqueador. Tienes muchas opciones.  También puedes hacer mucho jabón base y fundir a baño maría cuando quieras hacer un nuevo jabón "mascarilla de belleza"

También puedes agregar colorantes y aromas, hacerlos de diferentes figuras y puedes venderlos o regalarlos. Veras que una vez que tengas practica te va a divertir.

# Remedios para diferentes problemas

## El tratamiento de los talones agrietados

- 3 cucharadas de cúrcuma
- Unas gotas de aceite de coco o de ricino

Mezclar los dos ingredientes haciendo una pasta que te aplicaras en los talones durante 10 a 15 minutos antes de tomar un baño. Hacer esto regularmente suavizará talones.

De hecho este mismo tratamiento te puede ayudar a desmanchar codos y rodillas, solo que deberás dejarlo por más tiempo, como toda la noche. Solo que usa sabanas o cúbrelas porque la cúrcuma las pintará.

Nota: también puedes usar cualquier receta del apartado de piel seca.

<u>Preparación con salvia para evitar los sudores de manos y pies</u>

- 1 cucharada de vinagre
- 1 cucharada de sal
- 1 puñado de hojas de salvia
- 1/2 litro de agua

Coloca las hojas de salvia en el agua hirviente.  Agrega el vinagre y la sal.  Tapa y deja en reposo unos minutos. Sumerge las manos o los pies en el agua y espera a que se enfríe.

<u>Desodorante natural</u>

- Cascaras de 2 naranjas
- Cascaras de 2 limones
- 1 litro de agua
- ½ kg de sal marina

- 3 cucharadas de bicarbonato

Raya las cascaras de naranjas y limones, después hiérvelas en el agua durante 5 minutos. Cuela.

En la tina de baño agrega este líquido más la sal y el bicarbonato. Sumérgete en esta agua y veras que no necesitaras un desodorante durante días.

Desodorante de bicarbonato

- 2 cucharadas de bicarbonato
- Unas gotas de agua

Después del baño toma el bicarbonato y mójalo con unas gotas de agua para que sea más fácil de aplicar en las axilas y eso es todo. Este desodorante nunca te fallará.

Limón y bicarbonato de sodio para aclarar las axilas

- Jugo de un limón
- 2 o 3 cucharadas de bicarbonato

Has una pasta con los dos ingredientes y aplicado todos los días durante una semana, no lo hagas después de rasurarte o te va a arder. Cuida que no te de el sol en la semana del tratamiento. Veras que se te han desmanchado las axilas.

Ojeras.

Puedes disimularlas con varios procedimientos (elige el que quieras):

- Rodajas de pepino en los ojos

- Té de manzanilla frio aplicado con algodón, o mejor esas bolsas de te las mantienes en el refrigerador y las aplicas en los ojos.
- Rodajas finas de papas en los ojos. Da más resultados si antes las refrigeras y las aplicas frías.
- Usa aceite de almendras para desmaquillarte por las noches.

## Disimular pecas o manchas de la edad.

Elige uno entre estos procedimientos y las usas en el lugar donde tengas las pecas:

- Mezcla un poco de miel con ralladura de papa
- Tritura papaya como mascarilla
- hierve media taza de garbanzos, cuando estén cocidos y fríos muélelos con un poco agua donde se cocieron lo suficiente para hacer una pasta.
- Yogurt natural
- Toma vitamina E

## Mejorar la apariencia de las cicatrices

- Pulpa de piña aplicada con un algodón solamente en el área de la cicatriz, déjala 20 minutos y enjuaga, repetir dos veces a la semana como mínimo. Si hay demasiadas molestias abandonar el tratamiento. (es un peeling natural)
- Masaje en la cicatriz con miel y bicarbonato
- Miel y el gel de la sábila juntos
- Toma vitamina E y unta la vitamina E en la cicatriz

## Reafirmar pechos flácidos

Elige cualquiera de estos remedios:

- Masajéalos con aceite de oliva, de aguacate o granada.
- Unta pulpa de sábila cada noche antes de acostarte.
- Pasa un hielo por toda la piel de los senos.
- Mascarilla de pepino molido y un huevo.

Por supuesto evita los cambios bruscos en tu peso.

## Tónico para recuperar la figura después de tener un bebe

- Frasco limpio con su tapa
- 1 litro de alcohol de curación
- Una rama de romero
- Las cascaras de 10 nueces
- Un trozo plátano macho verde
- 2 pastillas de alcanfor ( lo puedes comprar en la farmacia)
- Una venda como para cubrir toda tu cintura.

Es muy sencillo en el frasco limpio y totalmente seco agregaras todos los ingredientes, déjalo reposar por dos días muy bien cerrado. Ahora si puedes usarlo en el estomago todos los días y con la venda te envuelves apretado la cintura (no tan apretado lo que queremos es reducir la cintura no dejar de respirar, con que te sientas cómoda) Es muy recomendable cuando recién se da a luz porque elimina la flacidez de la piel y dejará la cintura que tenias antes de tener el bebe. Créemelo si funciona.

Este tónico también te va a servir cuando estés inflamada durante las menstruaciones.

### Uñas débiles

Elige uno de estos consejos:

- Remoja tus uñas por 20 minutos en aceite de oliva.
- Mezcla jugo de papaya, aceite de almendras y un huevo y remoja 30 minutos tus uñas.
- Frota un ajo partido en tus uñas.
- Pasta de cebolla triturada, deja ahí tus uñas por 10 minutos.
- En partes iguales: vinagre de manzana, aceite de oliva y cerveza, remoja tus uñas por 15 minutos.
- Come gelatina del sabor que quieras.

# Cosméticos naturales

Aunque no se comparan con los cosméticos químicos, veras que los beneficios para tu piel y el ahorro económico superan a cualquier cosmético comercial. Cada vez que te maquilles con estas recetas que te doy iras aportando a tu belleza y juventud.

### Brillo para labios

- 2 cucharadas de aceite de caléndula
- Aceite de germen de trigo
- 2 cucharadas de manteca de cacao
- Cera de abeja rallada
- Una capsula de vitamina E (para que dure más la mezcla sin descomponerse)

La mayoría de los ingredientes los puedes conseguir en tiendas naturistas.

Funde en baño maría la cera de abeja, manteca de cacao y agrega el aceite de germen y aceite de caléndula. Por último incluye el contenido de la capsula de vitamina E

Te recomiendo que guardes esta mezcla en pequeños pomitos o en un recipiente. Unta tus labios generosamente.

Nota: si quieres agregar color puedes usar colorantes comestibles de esos que se usan en repostería. O más natural, un poco de jugo de betabel o zanahoria o arándanos, etc. Pero no los agregues cuando la mezcla esté caliente.

Maquillaje en polvo

- Maicena (harina de fécula de maíz)
- Color a elegir: cacao en polvo o cúrcuma o café en polvo o canela o nuez moscada o jengibre molido
- Un pequeño pomo para guardar el maquillaje

Solamente debes utilizar la cantidad de maicena que quieras hacer maquillaje, lo más difícil es encontrar tu tono de piel que lo conseguirás por prueba y error agregándole o combinando los ingredientes que dan color, el cacao va agarrando tonos de blanco a moreno, la cúrcuma proporciona tonos amarillos, la canela para tonos un poco mas rojizos y el café para morenos más fuertes. Deberás usar la maicena e ir agregando poco a poco los ingredientes hasta que se parezca lo más cercano a tu piel. Si quieres hacer un poco más compacto el maquillaje puedes agregarle unas gotas de vodka para las que tienen piel grasa o unas gotas de aceite de almendras si tienes la piel seca.

Polvo bronceador

- Maicena (harina de fécula de maíz)

- Color a elegir: cacao en polvo o cúrcuma o café en polvo o canela o nuez moscada.
- Un pequeño pomo para guardar

Si es la misma fórmula que la anterior, solo que deberás agregar más color hasta obtener el tono bronceado que quieras. Un consejo agrega un poco más de canela queda muy bonito.

Blush o rubor

- Maicena (harina de fécula de maíz) o arrurruz
- Color a elegir: cúrcuma o canela o betabel deshidratado y pulverizado.
- Un pequeño pomo para guardar

De nuevo la maicena multiusos, según el color de rubor que quieras obtener podrás usar solo o combinado la cúrcuma que va desde amarillo a naranja, canela rojizo obscuro o betabel para un rojo intenso o rosa si agregas solo un poco de betabel.

Sombras de ojos.

Muy sencillo hay ingredientes naturales que tienen color, solo deberás seleccionar el que quieras y aplicarlos con una brochita húmeda con agua en tus parpados, también puedes hacer combinaciones según tus necesidades.

Marrones: cacao o café en polvo, nuez moscada

Amarillos o naranjas: cúrcuma

Rojo: jugo de betabel

Verde: Spirulina

Azul: arándanos

Negro: carbón activado, por ahí escuche que quemar un hueso de aguacate o mamey y pulverizarlo, también sirve, pero eso si no lo he probado.

Blanco: arrurruz

<u>Rímel.</u>

- 1½ cucharadas de aceite de almendras dulces o aguacate
- 1 hueso de mamey
- ¼ de cucharadita de cera blanca
- ¼ de cucharadita de lanolina
- ¼ de cucharadita de vaselina sólida

La mayoría de las cosas las encuentras en farmacias o tiendas naturistas. Pon el hueso en el fuego directo hasta que se queme, tritura muy bien hasta conseguir un polvo fino.

Ahora agrega el aceite y revuelve. Aparte, en un recipiente pon la cera, la vaselina y la lanolina a derretirse en baño maría. Cuando este todo fundido agrega la mezcla de hueso y aceite. Apaga el fuego y agita hasta que la mezcla se enfrié y este cremosa. Pon tu rímel en un frasquito, tápalo y listo para usarse. Guárdalo en lugar fresco, seco y obscuro. (En tu bolsa estará bien)

Polvos traslucidos

- Harina de arroz (cómpralo en el supermercado)

Esta receta sirve para cuando ya te has maquillado y quieras eliminar cualquier brillo de la cara, puedes llevarlo a donde quieras en un frasquito y aplicarlo con una brocha gruesa cada vez que lo necesites. Algunas personas la usan en vez del maquillaje en polvo, pero si tienes pecas, no se cubrirán. Aunque si lo usas con el tiempo ya no tendrás ni una mancha en la cara porque el arroz las quita. Después de todo el arroz es el secreto de la piel de las mujeres japonesas.

Esmalte para uñas quebradizas.

- Un esmalte de uñas transparente comercial
- 2 dientes de ajo

Machaca los ajos e introdúcelos en el esmalte de uñas, deja reposar dos días y aplícalo en tus uñas. Retoca cada tres días. Si te gustan las uñas de colores, primero aplica una capa de este esmalte de ajo y luego la de color.

# CAPITULO 3 LA ALIMENTACIÓN.

Muy bien en este punto ya hemos tratado todo lo exterior, pero también debemos ocuparnos de nuestra alimentación, porque es la base para vernos y sentirnos bien. ¿De que serviría usar una mascarilla para la piel grasa si no paramos de comer aceites dañinos? Además una alimentación balanceada nos proporciona salud y una buena figura. Claro también sería bueno un poco de ejercicio. Si tú eres buena para ejercitarte te felicito seguramente tendrás una vida muy larga y tendrás un cuerpo de envidia. Pero la verdad aunque sé los beneficios del ejercicio soy de esas mujeres que ni tienen tiempo ni ganas de hacerlo. De hecho un día mi hermana (la que si hace ejercicio todos los días) me regañó porque nunca hacia ejercicio alguno y me dijo que debería correr, a lo que yo le respondí: ¿Correr? ¡Si no me están persiguiendo!

De cualquier manera si recomiendo el ejercicio. Yo soy una mujer delgada aunque me gusta comer, de hecho la gente se sorprende de que no engorde, pero lo que yo siempre he dicho, tengo un trabajo que me mantiene en movimiento y como las cosas que me benefician.

Aunque también tiene mucho que ver la genética y la edad les quiero dar un par de recomendaciones sobre la alimentación. Sobre todo de aquellos productos que nos sirven para vernos bien. Claro está que si eres alérgica o el doctor por alguna razón medica particular te dice que no lo comas, debes hacerle caso.

## Alimentos recomendados

Para una piel sana

- Dos litros de agua diarios
- sandía, el melón, la pera, las cerezas, mango, guayaba y las naranjas
- Brócoli
- Zanahorias
- Jitomates
- Todos los vegetales verdes
- Col
- Frutas cítricas
- Avellanas
- Semillas de calabaza
- Pescado
- Pimiento
- Manzana
- Aguacate
- Ostras
- Lentejas
- Pavo
- Chocolate (un pedazo de vez en cuando no hay problema)
- Tomates
- Yogurt
- Plátanos
- Cereales integrales
- Aceite de oliva
- Aceite de aguacate.
- Carne de res sin grasa
- Toma de vez en cuando una capsula de vitamina E

Ahora puedes ser creativa con el menú por ejemplo:

Desayuno: yogurt con plátanos y cereales

Almuerzo: vaso de varias frutas picadas.

Comida: Ensalada de vegetales verdes y tomate y pescado a la plancha con pimientos salteados en aceite de oliva.

Merienda: manzana y un plátano con miel.

Cena: sopa de lentejas.


Otro:

Desayuno: un sándwich de pan integral, pavo y jitomate

Almuerzo: yogurt con almendras

Comida: carne de res sin grasa y asada, zanahorias crudas y brócoli. Un plato de sopa de col.

Merienda. Unas rebanadas de papaya y melón

Cena: ensalada.


No creas que tendrás que repetir una y otra vez los mismos ingredientes, porque aquí te escribo ahora otro listado.


Para un cabello saludable

(Algunas que están en el listado anterior no los repetiré)


- Lechuga, berros, acelgas y todo lo verde.
- Toronjas
- Atún, salmón y sardina
- Frijoles

- Pollo (sin piel)
- Huevo ( si tienes colesterol alto no)
- Nueces y cacahuates
- Gelatina
- Perejil
- Pepino
- Avena
- Queso panela (no tiene tanta grasa)
- Papas hervidas, nunca fritas y en pocas cantidades.

Aunque no se hable mucho sobre los beneficios de las verduras como calabacín, chayote, apio, coliflor, etc., para la piel o el cabello, también son indispensables para mantenerte en forma.

Lo importante de estas listas es que te hagas un hábito alimenticio saludable, no se trata de quedarse con hambre, puedes comer lo suficiente, pero de manera inteligente. Ahora bien, muchas personas piensan que comer poquito es lo mejor, no es tanto la solución, el problema es que comemos más calorías de las que quemamos. Si tú estas acostumbrada al ejercicio seguro necesitaras más calorías, en cambio si trabajas en una oficina sentada 8 horas será mejor que agarres gusto por las ensaladas y verduras. Otra cosa, no sientas que es una dieta que harás un mes para luego empezar a comer pizzas, helados, pasteles y todo eso que te hace daño. Eso haría que tengas un rebote y recuperes todo el peso perdido. No digo que jamás en la vida probaras esas cosas que tanto te gustan, no es así, pero si tienes una alimentación saludable puedes permitirte de vez en cuando romper las reglas, pero es de vez en cuando, no cada semana. Por ejemplo yo cada mes me reúno con las amigas para desayunar, ese día pido un plato de fruta, tal vez unos huevos revueltos, café y por supuesto un pan o una rebanada de pastel. Si tengo todo un mes comiendo bien y manteniendo un peso adecuado no veo porque no pueda comer una rebanada de pastel. Total, al siguiente día comeré mucha ensalada. Pero solo es una en un mes, no es como si yo comprara un pastel o me comiera unas galletas diario, es mas ni siquiera las compro para evitar el antojo. O por ejemplo es el cumpleaños de un amigo y se le ocurre pedir pizzas. No voy a decir que no quiero pizza, claro que me como una rebanada y completo con alguna ensalada que haya y también me tomo una cerveza a su salud. Pero espero que no vayas a una fiesta cada semana, porque ahí si tendrías que decir que no a esa comida. Como vez no es muy sacrificado.

A propósito de alimentos que no debes comer, aquí te va la lista del peligro:

Alimentos que debes evitar

- Pan blanco
- Galletas
- Pastel
- Donas
- Cereales azucarados
- Barras de cereales azucarados (aunque dicen que son para dietas muchas contienen azúcar y edulcorantes)
- Papas fritas o a la francesa
- Carnes frías, nada de jamones, salchichas, etc.
- Jugos de fruta en cajas
- Mucha sal.
- Azúcar en grandes cantidades
- Refrescos
- Carnes con grasa
- Pollo frito, (olvídate de todo lo frito)
- Tocino
- Bebidas alcohólicas de alta graduación (mejor toma vino tinto)

Bueno todo esto ya lo sabemos. A mí no me gustan las cosas químicas ni para comer así que nunca me veras comiendo productos que se dicen dietéticos que lo único que tienen son gran cantidad de químicos. Pero por ejemplo si quieres un dulce, puedes comer una fruta con un poco de miel o algunas uvas pasas, si no quieres azúcar de caña puedes tomar azúcar de stevia que es mucho mejor. Si tienes un antojo de algo acido puedes partir un pepino con limón y poca sal. Mucha sal hace que retengas líquidos y es mala para la salud, pero también es necesaria así que cómela pero no abuses. Tampoco te saltes las comidas porque hace que tu organismo retenga lo próximo que comas y provoca que tu metabolismo sea lento.

Como vez, lo natural siempre es lo mejor. Lo procesado no. Tanto escribir me dio hambre y sed, te voy a incluir algunas de mis recetas favoritas.

# CAPITULO 4 MIS RECETAS FAVORITAS

## Bebidas infusionadas.

Solo necesitas agua, fruta picada, y dejar mínimo 5 horas en el refrigerador en una jarra de vidrio. Puedes hacerlas en la noche y tendrás agua para el siguiente día. Todas te ayudan a desintoxicar el organismo y a mantenerte saludable, algunos dicen que hasta queman grasas, eso si no lo sé, pero lo que si se es que aportan salud y belleza y saben riquísimas. Las recetas son las siguientes:

Agua Cítrica de pepino

- 1 limón grande, en rodajas
- 1 naranja grande, en rodajas
- 1 pepino grande, en rodajas
- 2 litros de agua

## Sandia

- 1 rebanada de sandia picada en cubos
- 2 pepinos en rodajas
- Un puñado de hojas de menta

## Control de antojos

- 1 Manzana picada
- 10 Fresas en rodajas
- 1 Limón en rodajas
- Un puñado de hojas de menta
- Una cucharada de canela

## Vientre plano

- 2  naranjas en rodajas
- 2 limones en rodajas
- Un puñado de hojas de menta

## Fresas y Naranja:

- 1 taza de fresas en rodajas
- 1 cucharada de miel
- 1 ramito de perejil picado
- 1 naranja en rodajas
- Agua mineral (esta me gusta más con agua mineral)

## Coco y piña

- Agua de un coco
- La pulpa del coco picada
- Una rebanada de piña picada

## Toronja

- Gajos de una toronja grande sin cascara
- Hojas de salvia
- Hojas de albahaca

## Jamaica

- 10 flores de Jamaica secas (no hay que hervirlas en el agua)
- 1 manzana picada
- Un durazno picado

## Té de manzanilla frio

- Agua mineral 2 litros
- 2 sobres de té de manzanilla
- Una vainilla o gotas de vainilla
- Una rebanada de piña en trozos
- Un durazno en trozos

## Té verde frio

- Dos sobres de té verde
- 1 pera en rodajas
- Hojas de yerbabuena
- 1 limón en rodajas

Esas son mis favoritas, pero algunas otras combinaciones populares son:

- Limón con yerbabuena.
- Limón con cilantro.
- Limón con jengibre.
- Limón con mandarina, pera y cilantro.
- Limón con naranja y jengibre.
- Naranja con jengibre y albahaca.
- Pepino con limón o lima, menta o albahaca.
- Pepino con toronja y salvia o romero.
- Pepino con sandía y menta.
- Zanahoria con manzana, limón y jengibre.
- Zanahoria con granada y salvia.
- Melón con sandía y salvia o menta.
- Sandía con menta y albahaca o romero.
- Melón con naranja y limón.
- Pera con romero o salvia.
- Nectarina con plátano y albahaca.
- Mora con frambuesa, fresa y menta.
- Fresa con pomelo y salvia.
- Manzana con ciruela, arándano y menta o salvia.
- Cereza con limón y menta.

Como puedes apreciar las combinaciones son infinitas. En todas ellas no es necesario agregar azúcar, pero si crees que necesitas algo dulce opta por poner hojas de stevia o una cucharada de miel.

# Ensaladas

Ensalada fresca:

- Lechuga picada
- Un aguacate pequeño picado
- Una taza de piña en trocitos
- Una taza de melón en trocitos
- Aderezo con jugo de limón, 1 cucharada de aceite de olivas, sal y pimienta blanca

Ensalada de zanahoria:

- Lechuga picada a la juliana
- 100gramos de zanahorias en juliana.
- 2 naranjas en trocitos
- 8 aceitunas
- Aderezo con jugo de limón, 1 cucharada de aceite de olivas, sal y pimienta blanca.

Ensalada de pavo:

- Una pechuga de pavo en trocitos
- 1 tallo de apio picado
- 2 tazas de lechuga
- 1 pimiento en rodajas

- Aderezo con jugo de naranja, 1 cucharada de aceite de olivas, sal y pimienta blanca

Ensalada roja:

- 150 gramos de betabel rallado
- 100 gramos de zanahoria picada
- 1 tallo de apio picado
- 2 tomates rojos picados
- 50 gramos de cebolla troceada.
- Aderezo con jugo de naranja, 1 cucharada de aceite de olivas, sal y pimienta blanca

Ensalada de pollo y manzana

- 1 manzana roja
- 1 puñado de nueces
- 1 pechuga de pollo sin hueso y azada
- 125 gramos de queso panela
- 4 tazas de ensalada de hojas verdes
- 2 cucharadas sopera de aceite de oliva
- 1 cucharada de vinagre de vino blanco
- El zumo de medio limón
- Sal y pimienta

# Aves

Brochetas de pollo y piña

Rinde 4 porciones

Ingredientes:

- 1½ cucharadas de salsa de soya
- 1 cucharada de azúcar mascabado
- 1 cucharada de vino de jerez
- 1 cucharada de aceite de ajonjolí
- 1 pedazo de jengibre fresco (2 cm), finamente picado o rallado
- 1 diente de ajo finamente picado
- 4 pechugas de pollo deshuesadas, sin piel y cortadas en trozos de 4 cm
- ½ piña pelada, sin corazón y picada en trozos 4 cm
- 8 brochetas

Modo de preparar:

1. En un recipiente de vidrio (no muy profundo), combina la salsa de soya, azúcar mascabado, vino de jerez, aceite de ajonjolí, jengibre y ajo. Sumerge el pollo y la piña de forma que se cubran bien con esta salsa. Cubre y deja marinar dentro del refrigerador durante por lo menos 2 horas.

2. Precalienta el asador a fuego medio-alto.

3. Alterna el pollo y la piña al preparar las brochetas.

4. Cocina de 15 a 20 minutos, volteando ocasionalmente.

## Pechuga de pavo en salsa de arándanos

Rinde: 6 porciones

Ingredientes:

- 1 pechuga de pavo natural de 1.200kg aproximadamente, deshuesada.
- 1 taza de arándanos deshidratados
- 2 tazas de jugo de naranja
- ½ taza de azúcar
- Sal y Pimienta al gusto
- Aceite vegetal el necesario.

Modo de preparar:

Sazona la pechuga de pavo con sal y pimienta y sofríela en un poco de aceite para sellarla; retírala y colócala en un refractario.

Hornea, en horno precalentado durante 1:30 horas a 180°C o hasta que este cocida.

Mientras cocina los arándanos en una olla con el jugo de naranja, 1 taza de agua y el azúcar, hasta que suelte el hervor; reduce la flama y cuando comience a espesar, retira de la estufa.

Licua los ingredientes anteriores para lograr un puré; vacíalo a una cacerola y cocina a fuego medio hasta que espese.

Rebana la pechuga repártela entre las porciones y báñalas con la salsa (o ponla en la mesa para que cada comensal se sirva la gusto).

Pechuga de pavo rellena con verduras

- 3 Pechugas de pavo
- 1 Docena de Espárragos verdes
- 1 Manojo de Espinacas frescas
- 2 Pimientos o pimentones rojos
- 300 Mililitros de Jugo de Naranja
- 1 Cucharada postre ajo picado
- 80 Gramos de Miel de abejas
- 1 Pizca de Sal
- 1 Pizca de Pimienta
- 12 Palillos de madera

Marina el pavo en un bol agrega el jugo de naranja, orégano seco, la mitad de la miel y pasta de ajo al gusto, mezcla muy bien todos estos ingredientes.

Mientras realizamos el marinado de la pechuga de pavo rellena lo que vamos hacer es cocinar las verduras con las que la vamos a rellenar.

Entonces, llevamos una olla con agua a fuego medio y dejamos que el agua llegue al punto de ebullición. Adicionamos las verduras, en este caso solo la espinaca y los espárragos que es el toque verde de nuestro pavo relleno. Deja cocinar durante unos 5 a máximo 10 minutos y retira y corta la cocción con agua fría para evitar la sobre cocción de los vegetales.

Una vez tengamos marinado el pavo, retíralo y llévalo a una tabla, agrega los espárragos verdes, las hojas de espinacas y el pimiento o pimentón rojo en tiras.

Enrolla muy bien las pechugas de pavo y una vez esté el rollo hecho cierra las puntas con palillos de madera. Si deseas puedes cerrarla con hilo de cocina. Lleva una sartén a fuego medio con un poco de aceite y una vez caliente agrega las pechugas, lo que vamos hacer es sellarlas para terminar la cocción en el horno. El sellado se realiza para que no pierda sus jugos en el horno.

Lleva las pechugas de pavo a un refractario y baña con el marinado encima, adiciona a cada una el resto de la miel, esto dará un toque dorado en el horno. Hornea las pechugas de pavo rellenas durante unos 20 a 25 minutos aproximadamente a 160ºC.

Una vez las retires del horno, quita los palillos con mucho cuidado y corta en rodajas las pechugas.

# Carnes

## Lomo en salsa de frutos rojos

- 1 Kilogramo de Lomo de res
- 120 Gramos de Moras
- 180 Gramos de Fresas
- 2 Tazas de Zumo de naranja
- 1 Taza de Vinagre balsámico
- 40 Gramos de Azúcar
- 1 Cucharadita de Maicena
- 1 Pizca de Pasta de ajo
- 1 Pizca de Sal
- 1 Pizca de Pimienta negra

Primero, vamos a preparar la salsa de frutos rojos que es la protagonista de nuestra receta. Para ello, lleva una sartén a fuego medio con una cucharada de mantequilla, adiciona los frutos rojos y saltea durante algunos minutos.

Agrega el zumo de naranja, el azúcar, sal, pimienta negra, pasta de ajo y el vinagre balsámico. Aparte, disuelve la cucharada de maicena en un poco de agua y adiciónala a nuestra salsa base. Deja conservar hasta que esta espese.

Adiciona sal y pimienta negra a cada uno de los lomos de res.

En otra sartén, añade un poco de aceite de oliva y, una vez caliente, agrega los lomos y saltea. Retira la carne cuando ya haya alcanzado el punto de cocción deseado. También, si lo prefieres, puedes cocinar el lomo entero en el horno, el método de cocción que elijas es totalmente válido.

Baña los lomos con la salsa de frutos rojos. Es ideal acompañar esta receta con arroz blanco o puré de patatas.

Lomo de res en salsa de tamarindo

1 Kilogramo de Lomo de res

1 Cebolla blanca

1 Vaso de Vino tinto

1 Cucharada sopera de Azúcar

3 Cucharaditas de Tamarindo

1 Cucharadita de Mantequilla

500 Mililitros de Caldo de carne

1 Cucharadita de Perejil

1 Cucharadita de Jengibre en polvo

1 Pizca de Pasta de ajo

1 Cucharadita de Aceite de girasol

1 Pizca de Sal

1 Pizca de Pimienta negra

1 Cucharadita de Fécula de maíz

Lleva el tamarindo a un bol y agrega dos vasos de agua para hidratar la fruta. Reserva durante 15 minutos aproximadamente.

Aparte, lleva una olla a fuego medio con un poco de aceite de oliva, y sofríe la cebolla blanca troceada con un poco de sal, pimienta negra y pasta de ajo. Saltea durante algunos minutos. Adiciona el azúcar y deja caramelizar con la cebolla.

A continuación, añade el tamarindo junto con el caldo de carne, el jengibre en polvo, el vino tinto y para espesar, la fécula de maíz, disuelta. Cocina a fuego bajo durante unos 20 minutos o hasta que reduce la salsa a la mitad. Retira del fuego y pasa por un colador para retirar las verduras nuestra salsa base.

Lleva la salsa nuevamente al fuego la salsa y continua con la cocción a fuego medio. Añade la mantequilla y deja reducir durante algunos minutos más o hasta que espese al gusto. Corrige la sazón si es necesario.

Con la salsa ya lista, para cocinar el lomo de res, calienta una sartén a fuego medio con un poco de aceite de oliva y añade los medallones de carne con sal y pimienta al gusto. Cocina hasta obtener el punto de cocción deseado. Sirve los medallones y baña con la salsa bien caliente.

## Lomo ancho a la parrilla

Ingredientes

- 250 Gramos de Lomo ancho
- 1 Calabacín verde
- 1 Zanahoria
- 1 Pimiento rojo

Salsa Roja

- 3 Tomates rojos maduros
- 1 Rama de Cebolla larga
- 2 Dientes de Ajo
- 5 Gramos de Perejil
- 30 Mililitros de Aceite de girasol
- 1 Pizca de Sal
- 1 Pizca de Pimienta

En una sartén con aceite, agregar los calabacines, el pimiento rojo y la zanahoria, todo cortado en julianas. Saltear durante 8 minutos aproximadamente hasta obtener unas verduras al dente y un poco doradas, salpimentar.

En un refractario agregar los tomates cortados en cuartos, con un chorro de aceite de oliva, sal y pimienta. Llevar al horno a 200º durante 30 minutos, transcurrido este tiempo, retirar la piel del tomate y triturarlo finamente hasta obtener un puré, reservar.

En una sartén con aceite, sofreír la cebolla larga cortada finamente y el ajo macerado hasta que este blanda la cebolla. Luego, añadir el puré de tomate y cocinar durante 5 minutos más. Si es necesario agregar una pizca de azúcar para nivelar la acidez del tomate, salpimentar.

Aparte, salpimentar el filete de lomo ancho, pincelar con un poco de aceite y llevar a la parrilla. Cocinar por 3 minutos por ambos lados, hasta que esté dorada la carne.

Es momento de servir el lomo ancho a la parrilla acompañado con las verduras salteadas y la salsa de cebolla larga y tomate.

# Postres bajos en calorías

## Muffins de canela y manzana

10 porciones

- 2 ¼ taza cereal de avena
- ¼ taza azúcar moreno
- 2 cucharadas polvo de hornear
- 1 ¼ cucharadita canela en polvo
- ¾ taza jugo de manzana
- ½ taza leche descremada
- 2 claras de huevo
- 2 cucharadas aceite vegetal
- 1 manzana mediana pelada y picada
- ¼ taza nuez picada

- ½cucharadita bicarbonato de sodio

Procedimiento

Calienta el horno a 200ºC. En un recipiente mezcla la avena previamente molida en licuadora, el azúcar moreno, el polvo de hornear, el bicarbonato y la canela. Aparte combina el jugo de manzana, la leche, las claras y el aceite agrega esta mezcla a la de secos para que se humedezca. Añade la manzana y las nueces. Vierte en moldes. Hornea por 15 a 17 min. Se puede espolvorear con azúcar BC y canela

Porción: 1 pieza

Calorías: 89

Helado a rayas

4 porciones

- 300gr de fresas lavadas, desinfectadas y sin rabo.
- 400 gramos de requesón bajo en calorías
- 200gr de mango

Preparación

En un recipiente aplana con un tenedor las fresas reservando unas 4 para decorar y mezcla con la mitad del requesón. Haz lo mismo con el mango, ya pelado y troceado con la otra mitad del requesón. Sirve en copas altas distribuyendo un poco de la mezcla de fresa y un poco de la mezcla de mango, formando capas, hasta llenar las copas. Coloca las copas en el refrigerador por 1 hora. Decora con las fresas que separaste y sirve frío.

Calorías: 128

Helado de Sandía

6 porciones

- 4tazas sandía en trozos de 2.5cm
- ¾taza jugo piña
- 4cucharadas jugo limón fresco

Preparación

Coloca los trozos de sandía en una sola capa en una bolsa de plástico; congela durante 8 horas. Pon la sandía congelada en la licuadora y deja reposar 15 min. Agrega el jugo de piña y el de lima. Licua hasta obtener una consistencia suave. Vierte en platos individuales. Sirve de inmediato.

*se puede hacer con melón valenciano y moscado (verde y melón) sustituyendo el jugo de piña por jugo de piña-guayaba-naranja.

Nota: el helado se puede colocar en un recipiente sellado y congelarse hasta por 1 mes. Deja reposar a temperatura ambiente durante 10min antes de servir.

Calorías: 57

## Melón con fresas

- 4 porciones
- 4 melones pequeños (melón chino)
- 300gr de fresas
- jugo de medio limón

Preparación

Rebana un poco la base del melón para que pueda sostenerse. Lava las fresas y reserva. Corta la parte superior de los melones como un tapadera, quita las semillas con una cuchara y saca la pulpa cuidadosamente con una cucharilla redonda (para hacer bolitas) colocas en el recipiente donde están las fresas ya lavadas y secas, espolvorea a estas el azúcar y mezcla cuidadosamente para no aplastar la fruta, baña con el jugo de limón; tapa el recipiente y deja reposar por 1 hora en el refrigerador. Igualmente guarda los melones en el refrigerador. Para servir coloca la fruta en el melón todo bien frío y decora con hojas de menta.

## Copas de yogur

4 porciones

- 1 plátano sin cáscara y rebanado
- 1 manzana rebanada y sin el centro
- ½ taza de fresas en mitades
- 1 taza de yogur natural light
- 1 cucharada de jugo de limón
- 3 cucharadas de sustituto de azúcar
- 1/3 taza de nueces picadas

Preparación

Baña el plátano y la manzana con el jugo de limón, agrega las fresas y las nueces. Aparte mezcla el yogur con el sustituto de azúcar. Baña la fruta con el yogur, acomoda en copas y refrigera al menos 30 minutos. Sirve.

Calorías: 105

Gelatina con melón

6 porciones

- 1 paquete (para 4 porciones) de gelatina light cualquier sabor (De preferencia limón o piña)
- ¾ de taza de agua hirviendo
- ½ taza de agua fría
- Cubos de hielo
- 1 taza de bolitas de melón (chico, valenciano)

Preparación

Disuelve completamente la gelatina en el agua hirviente. Mezcla el agua fría y suficiente hielo para obtener 1 ¼ de tazas. Agrega a la gelatina; mezcle hasta que espese un poco. Retire el hielo que no se haya derretido. Mide 1 1/3 de tazas de gelatina; añade el melón. Vierte en 7 copas o en un platón.

Bate el resto de la gelatina a velocidad alta con batidora eléctrica, hasta que espese y duplique su volumen. Vierte sobre la gelatina. Deja enfriar durante 2 horas. Adorna al gusto.

Calorías: 18

## Flan de Fresa

6 porciones

- 1 yogur de fresa bajo en grasa de 150gr
- 1 taza de fresas picadas
- 2 sobres de gelatina sin sabor
- 1 taza de media crema light
- 2 sobres de sustituto de azúcar

Preparación

En ¾ de taza de agua disuelve la gelatina. Mezcla en la licuadora el yogur, la crema, la gelatina y el sustituto. Licua 1 minuto. Vierte la mezcla en 1 o varios moldes y agrega los trozos de fresa. Refrigera por 2 horas y sirve.

Calorías: 75

# Desayunos nutritivos

### Sándwich de aguacate

Ingredientes:

- 2 rebanadas de Pan integral
- 3/4 de Aguacate
- Lechuga orejona
- 70gr de Queso Panela
- 3 rodajas de Pepino

### Tostada de jitomate

Ingredientes:

- Requesón
- 1tza de Germinado
- 1 taza de Jitomate
- Cilantro al gusto
- 3/4 de Aguacate

### Desayuno fresco

Ingredientes:

- Aguacate
- Queso
- Cilantro
- Especias

## Yogurt y fresas

Ingredientes:

- 1tza de 240ml de yogurt natural
- 10gr de nueces
- Fresas
- 2cdas de Avena

## Ensalada de espinacas

Ingredientes

- 3 cucharadas de aceite de oliva
- 1 cucharada de vinagre balsámico
- 1/4 cucharadita de sal de mar, además de un pizca o dos más
- 1 taza de fresas frescas, lavadas y secadas
- 5 tazas de hojas de espinaca bebé, lavadas y secadas
- 3 cucharadas de chalotes, picados
- 1/2 taza de queso feta, desmenuzado
- Pimienta molida al gusto

Preparación:

En un tazón pequeño mezcle el vinagre, 1/4 cucharadita de sal marina y aceite de oliva hasta que se emulsiona.

Coloque las espinacas en un recipiente de tamaño mediano y rociar la mitad del aderezo sobre las hojas, y mezcle hasta que esté completamente cubierto.

Ensalada de frutas y nuez

Ingredientes:

1 cama de Lechuga

1 Naranja mediana

1 manzana chica

35gr de Queso cotagge

10gr d nuez

6 fresas

Chía (remojadada una hora antes)

# ABOUT THE AUTHOR

No tengo nada más que agradecer a los que tan amablemente se han interesado en el libro.

www.ingramcontent.com/pod-product-compliance
Lightning Source LLC
Chambersburg PA
CBHW050425290526
45786CB00003B/1402